I0786184

Sinusitis aguda tratada con *laserpuntura*

Dra. Katia Bertrán González

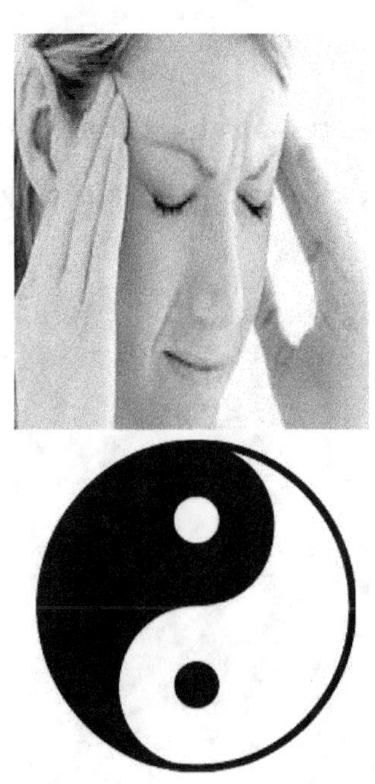

SINUSITIS AGUDA TRATADA CON LASERPUNTURA

Acute sinus tried with laserpuntura

MSc. Dra. Katia Bertrán González

Master en Medicina Bioenergética y Natural en Atencion Primaria de Salud.
Especialista de Primer Grado en Medicina Física y Rehabilitación.
Especialista de Primer Grado de Medicina General Integral.
Profesor Asistente Facultad Salvador Allende.

ALEXANDRIA LIBRARY
PUBLISHING HOUSE
MIAMI

"Estrategia de la OMS sobre
Medicina Tradicional. 2014-2023"

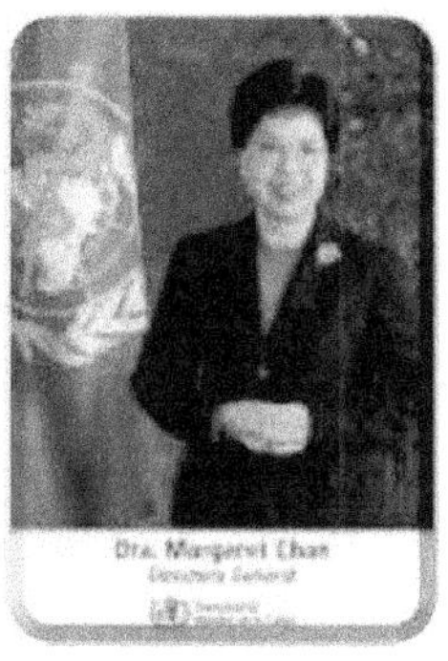

"En todo el mundo, la Medicina Tradicional (MT) es el pilar principal de servicios de salud, o su complemento".

Dra. Margaret Chang

EXERGO

"…la ciencia no ha sido y nunca será un libro terminado.

Cada éxito importante trae nuevas interrogantes…"

Albert Einstein

AGRADECIMIENTOS

Al concluir este no hubiera sido posible sin la ayuda y la comprensión de quienes me rodean, sobre todo mi familia, los que siempre me brindaron su apoyo y confianza para la culminación del mismo. Quiero mencionar en especial a:

Todos mis pacientes fuente de mi inspiración. siempre sentir sus problemas como míos.

A Daysi O. Rodríguez Piñeiro e Ismel Muñiz Álvarez.

Fraternalmente a todos, mis infinitos agradecimientos.

ÍNDICE

AGRADECIMIENTOS 11

I. INTRODUCCIÓN. 15

    Antecedentes 15

    Contexto histórico social del objeto
    de estudio: 19

    Justificación y definición del problema: 21

    Concepto sinusitis 24

    Clasificación sinusitis según su duración. . . 25

    Laser concepto y características 27

    Definición del problema científico 37

    Planteamiento de la Hipótesis: 38

    Objetivos 38

    Diagnóstico tradicional 39

    Como localizar los puntos de acupuntura
    en pacientes con sinusitis 42

II. MÉTODOS 57

III. RESULTADOS Y DISCUSIÓN. 60

IV. CONCLUSIONES 67

V. BIBLIOGRAFíA 68

VI. ANEXOS 72

    Anexo 1: Modelo de historia clínica de
    medicina tradicional 72

    Anexo 2: Escala visual analógica 75

I. INTRODUCCIÓN

Antecedentes

La concepción orientalista de la Medicina como ciencia ha evolucionado durante milenios y sus resultados, en cuanto a promoción de salud, prevención de enfermedades, curación y rehabilitación de la salud del hombre, son muy notorios. No cabe la menor duda del valor científico de esta forma de practicar la Medicina y son muchos los hechos que así lo prueban. De otra parte, la concepción occidentalista de la Medicina como ciencia, ha constituido un baluarte de extraordinario valor dentro de la Medicina Cubana. En su esencia se han formado y actuado los trabajadores de la Salud, que han alcanzado los relevantes éxitos que en materia de salud Cuba puede mostrar hoy al mundo (1).

Entre las tendencias de la Medicina Contemporánea también se destaca, con un vigor creciente en los últimos años, el de la incorporación de la Medicina Tradicional y natural a la práctica profesional, no como un método alternativo motivado por causas de índole económica, como vía para dar solución a los problemas desabastecimiento, sino como una verdadera disciplina científica que es necesario estudiar perfeccionar y desarrollar permanentemente, por sus demostradas ventajas éticas y científicas, aun cuando se logren superar las desigualdades entre los pueblos pobres y los altamente desarrollados, que como productores monopolizan la industria farmacéutica mundial (1).

El conocimiento y aplicación de los procederes y técnicas de promoción de salud, prevención de enfermedades, diagnostico, curación y rehabilitación que comprende la Medicina Tradicional y Natural en busca de más vida y sobre todo de más calidad de vida, tiene una gran importancia para los pueblos subdesarrollados, por cuanto es posible generalizar el uso de medicamentos y otros recursos de fácil adquisición, de poco costo, y al alcance de todos, independientemente del grado de desarrollo alcanzado en la producción industrial de medicamentos en cada pueblo (1,2).

Con la generalización del estudio y la puesta en práctica de los métodos y técnicas de la Medicina Tradicional y Natural se ponen en manos de nuestros trabajadores de la salud nuevos y probados recursos terapéuticos, que van a enriquecer su arsenal para tratamiento y multiplicar su capacidad resolutiva. Más tarde, con la experiencia del trabajo diario, vendrá el estudio teórico obligado de los mismos y con ello la aplicación creciente de novedosos tratamientos y métodos de trabajo, que redundarán en un más alto nivel de salud para nuestro pueblo determinada por una mayor y profunda integralidad de los trabajadores de la salud, quienes serán capaces de manejar, integralmente, ambas concepciones de la ciencia médica. Esto les posibilitara desenvolverse y dar solución a los problemas de salud en cualquier situación que se les presente (1,3).

La Organización Mundial de la Salud declara que la Medicina Tradicional es la suma de todos los conocimientos trastornos físicos, mentales o sociales, basados exclusivamente en la experiencia y la observación y transmitidos verbalmente o por escrito, de una generación a otra. Es una firme amalgama de práctica médica activa y experiencia ancestral (2).

La Medicina Natural y Tradicional no intenta desplazar a la medicina oficial sino de enriquecer el conocimiento terapéutico del médico practico, con un método efectivo e inofensivo, e impulsarle al mismo tiempo todo el contenido humanístico de la vieja y actual dialéctica china, como es bien conocido la medicina cubana se propone crear a un profesional de la salud integral y con la incorporación de esta disciplina, integrando el hombre a su entorno, a la naturaleza, logrando así cambios en su modo de vida y estilos de vida.

La Medicina Natural y Tradicional considera al hombre de manera holística es decir en su totalidad y dentro de un aspecto ecológico y parte de que la falta de salud o la enfermedad proceden de un desequilibrio del hombre en sistema ecológico total y no solo del agente causal y la evolución patógena.

Esta terapéutica constituye un medio más seguro de promoción de la medicina natural y tradicional de ahí la importancia de la interacción en atención primaria de salud.

Y nos preguntamos *¿Qué es la salud para la Medicina Occidental Moderna?*

El concepto de salud de la Medicina Occidental Moderna ha atravesado por diferentes proyecciones. una solo lo limitaba a la ausencia de enfermedad. Otro posterior no es solo la ausencia de enfermedad sino el completo bienestar físico mental y social Del hombre. En este se expresan inquietudes sociales emergentes especiales después de la segunda guerra mundial, así como incipiente influencia del concepto calidad de vida. Por lo que este segundo concepto tiene importantes limitaciones.

El completo bienestar físico mental y social del hombre es un objetivo imposible de alcanzar siquiera teóricamente pues la solución de un problema o de una necesidad implica siempre la generación de otra.

La Medicina Occidental Moderna proclama que no existen enfermedades sino enfermos lo que sirve para justificar dos verdades que se asumen como inconmovibles.

1. Que todas las enfermedades no se expresan ni evolucionan igual en todos los pacientes.

2. Que todos los enfermos no responden igual a los mismos tratamientos.

De ahí que considero importante en mi práctica diaria, mi experiencia personal de 27 años, y es mi testimonio que resulta de extrema importancia el modelo de historia clínica de medicina tradicional que expongo en este libro para que sea divulgada las evidencias científicas que aquí plasmo.

Contexto histórico social del objeto de estudio:

Las infecciones del tracto respiratorio superior como la sinusitis son causa importante de ausentismo laboral y pueden llevar a graves complicaciones si no se tratan de forma adecuada. La sinusitis esta entre las infecciones más frecuentes adquiridas en la comunidad; la presencia de secreción mucopurulenta y dolor en el rostro sugiere sinusitis.

Durante los últimos 10 ó 15 años una indiscutible notoriedad, imputable en gran medida al reconocimiento de que es una enfermedad frecuente y tiene, por tanto, un impacto considerable sobre la salud pública general y los recursos económicos destinados a mantenerla.

Existe una alta incidencia de sinusitis maxilar a aguda a nivel mundial se reporta en los EE. UU 31 millones de afectados anuales y se realizan más de 16 millones de consultas médicas cada año en busca de alivios sintomáticos. España no cuenta con estadísticas relativas a la incidencia de la rinosinusitis aguda adquirida en la comunidad, por lo que resulta difícil hacer estimaciones del impacto de la enfermedad, tanto en términos de morbilidad como económicos. Sin embargo, puede intuirse que la situación no diferirá en gran medida de lo que ocurre en otros países industrializados. Teniendo en cuenta que los niños y adultos sufren de 3 a 8 y de 2 a 3 infecciones respiratorias víricas al año, respectivamente, que el 90% de estos pacientes presentarán evidencia radiológica de afección sinusal y que alrededor del 1% de estas rinosinusitis se complicarán con una infección bacteriana, es posible estimar en torno a un millón el número de sinusitis bacterianas que ocurren al año.

En los Estados Unidos, con 20 millones de sinusitis bacterianas anuales, el gasto total atribuible a la rinosinusitis se cifró en 1996 en 3.390 millones de dólares. Tan solo los pacientes con desordenes de los senos paranasales invierten más de 2 billones de dólares anuales en medicaciones que no requieren prescripción médica (4) En ese país, la rinosinusitis constituye además el quinto diagnóstico en orden de frecuencia responsable de la prescripción de antibióticos y motiva entre el 7 y 12% del total de estas prescripciones (5).

Justificación y definición del problema:

En Cuba es una de las causas más comunes de asistencia médica a los centros de atención primaria como a las consultas especializadas de Otorrinolaringología es las infecciones relacionadas con procesos patológicos respiratorios altos y dentro de ellos ocupa un lugar destacado los episodios de sinusitis aguda.

Estimulada a tratar que la evolución de los pacientes portadores de rinosinusitis aguda sea favorable y que disminuya el tiempo de su recuperación es que nos decidimos crear nuestra propia experiencia adicionando además del tratamiento convencional la aplicación de laser en puntos acupunturales basados en sus efectos analgésicos antiinflamatorios y regenerativos.

Con los Programas de la Revolución en el año 2004 dentro del sector de la salud se crean los Servicios de Rehabilitación Integral en todos los Policlínicos y la Medicina Natural y Tradicional es una de las especialidades que forma parte de este proceso de integración a la medicina convencional.

Relacionado a la posibilidad material y económica real de estos centros en la aplicación y necesaria evaluación del efecto de estas terapias lo constituye la posibilidad de la sustitución de medicamentos, además en el caso del uso necesario de fármacos ayuda a reforzarlos para la evolución favorable y evitar las complicaciones, algunas irreversibles. Está probado que estos centros se brinda una alternativa eficaz y eficiente desde el punto de vista curativo y económico.

Entre las orientaciones previstas en el Programa Nacional de Medicina Tradicional y Natural se encuentran poner en funcionamiento del Sistema de referencias y contrareferencias entre los distintos niveles de atención en Medicina Tradicional y Natural. Contrareferencia es la notificación, en forma concreta, pero clara y definida, expedida por los niveles superiores de atención, y que incluye los resultados obtenidos con los procederes terapéuticos empleados en el paciente, que había sido remitido a ese nivel de atención, desde los niveles inferiores. (1) Aplicar el modelo de Historia Clínica de Medicina Tradicional y Natural. Este modelo persigue un diagnóstico más certero y la instauración de un tratamiento más relacionado con la etiopatogenia de la disfunción presente en el paciente. (1) Establecer el tratamiento integrado en todas aquellas afecciones médicas que lo permitan. (1)

Todo lo anterior está apoyado por las actividades que se desarrollan para cumplir los objetivos planteados en el campo de las investigaciones presentes en el Programa Nacional de Medicina Tradicional y Natural:

- Investigaciones que, a través de ensayos clínicos, demuestren la eficacia de los procederes de la Medicina Tradicional y Natural.

- Investigaciones que nos permiten definir mejor el Modelo Cubano de Medicina Integrativa y medir el impacto que representa el empleo de esta medicina tanto en lo económico como en la mejoría de los indicadores de salud en los territorios.

Todo lo cual justifica y aumenta la importancia de la investigación que se propone a partir de la utilización de la Medicina Natural y Tradicional evitar que la rinosinusitis tenga complicaciones, pase a la cronicidad y que se acorte el periodo de resolutividad de la enfermedad.

Parte del camino recorrido por este libro fue presentado Fórum de Ciencia y Técnica de La Facultad Salvador Allende jornada de Medicina Natural y Tradicional, y constituyó en ese momento la primera publicación que, posteriormente es presentado por la autora en el palacio de convenciones en el BIONAT. También haciendo uso de mi mejor gesto de sinceridad y honestidad, debo decir que tenemos ante nuestras manos más que un libro, un fruto de tantos años de dedicación de su autora.

El texto va dirigido a todo el personal que quiere conocer acerca del tema, el cual contara con un arma teórica para poner en práctica los conocimientos adquiridos en la atención a pacientes tributarios de esta terapéutica.

Concepto sinusitis

Se denomina sinusitis a la inflamación de la mucosa que tapiza las cavidades paranasales denominadas senos maxilares, etmoidales, frontales y esfenoidales.

Generalmente obedece a una infección por agentes bacterianos, virales u hongos. En la actualidad rino-sinusitis es el término que sustituye al de sinusitis, ya que rinitis y sinusitis implican siempre un proceso inflamatorio de la mucosa nasal y senos paranasales (4).

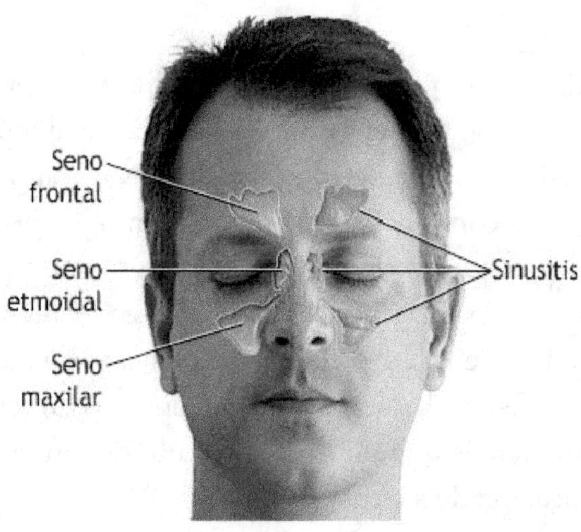

Figura 1: Localización de los senos cara.

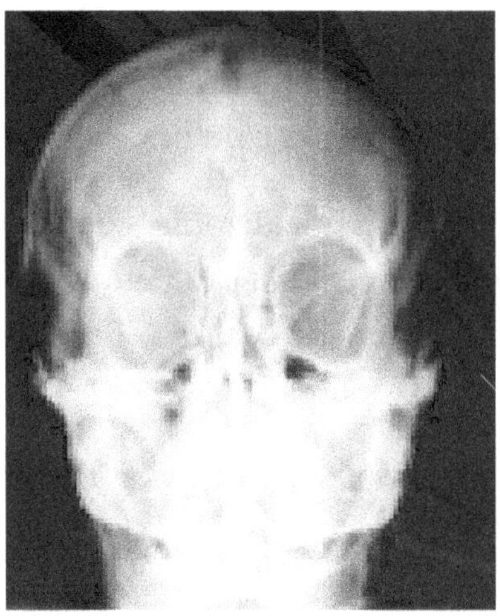

Figura 2: Rx Senos Perinasales

Clasificación sinusitis según su duración

- Sinusitis aguda, dura menos de 4 semanas y los síntomas se resuelven completamente.

- Sinusitis subaguda, tiene una duración de 4 a 12 semanas, los síntomas se resuelven completamente.

- Sinusitis crónica, tiene una duración de más de 12 semanas, con posibles reagudizaciones. Los pacientes presentan síntomas respiratorios persistentes, como tos, rinorrea u obstrucción. En las reagudizaciones presenta los síntomas de la sinusitis aguda, que desaparecen tras la resolución del proceso agudo, permaneciendo los síntomas respiratorios persistentes. Son las que se asocian con más frecuencia a otras patologías: alergias, pólipos, alteraciones estructurales, etc.

- Sinusitis aguda recurrente: cuatro o más episodios de sinusitis aguda en un año, con intervalo mínimo de diez días libre de síntomas entre los episodios.

¿Por qué es importante conocer la etiología?

¿Puede haber dos padecimientos desvinculados en una misma persona?

Para la medicina china tradicional, la salud es como todos los fenómenos de la naturaleza un proceso histórico. Esta es la razón por la cual enfatizamos organizar la secuencia de eventos que han incidido en la vida de cada persona para comprender su actual estado de salud de ahí deriva la importancia de la historia clínica tradicional.

Etiología sinusitis multifactorial

Factores anatómicos.

Alergias.

Otras patologías inflamatorias.

Trauma nasal.

Cuerpos extraños.

Microorganismos variados (bacterias, virus y hongos)

Laser concepto y características

La palabra *LASER* deriva de su acrónimo inglés *Light Amplification by Stimulated Emisión of Radiation*; es decir amplificación de luz por emisión estimulada de radiación.

El láser es una radiación luminosa que se caracteriza por:

- Monocromaticidad: tiene un solo color, a diferencia de la luz visible que está formada por todo un espectro de longitudes de onda, la luz láser solo tiene una única longitud de onda; por ejemplo, el laser de He-Ne, el más utilizado en fisioterapia, tiene una longitud de onda de 632,8 nanómetros, situada dentro del espectro visible en la banda del rojo. Los láseres utilizados en fisioterapia son de emisión continua y baja energía.

- Coherencia: todas sus ondas van en la misma fase, lo cual produce una enorme cantidad de energía.

- Direccionalidad: transmisión sin apertura de luz, es decir, no hay divergencia del haz.

- Gran brillantez.

Posee además las restantes características de la luz: se refleja, se refracta, atraviesa medios transparentes y es absorbido.

Mecanismos de acción

Los láseres de baja y media potencia (que son los utilizados en fisioterapia) actúan como reguladores y normalizadores de la función celular, desencadenando el mecanismo que la pone en funcionamiento. En investigación animal se ha demostrado como la irradiación con láser sobre tejidos normales no producía cambios celulares significativos; en cambio sí se detectaban cuando se habían provocado previamente alteraciones celulares: inflamaciones, neuralgias, etc.

El láser emite fotones que producen reacciones fototérmicas y fotoquímicas, como sucede con la luz normal, pero debido a su monocromaticidad, coherencia y elevada intensidad, la absorción de energía por parte del organismo es mayor, aumentando de esa manera sus efectos biológicos.

Los efectos físicos del láser son: el calor, la deshidratación, la coagulación de proteínas, termólisis, evaporación y efecto mecánico por ondas de choque.

Efectos Terapéuticos

- Antiinflamatorio: Normalizador de los parámetros bioquímicos y hematológicos (aumento de la síntesis de ATP, acción sobre la microcirculación y sobre las histaminas).

- Analgesia: Por bloqueo nervioso, ya que normaliza el potencial de la membrana celular.

- Bioestimulante y trófico: Aumento en la producción de diferentes proteínas, y activación de los procesos de reparación celulares, neoformación de vasos sanguíneos y regeneración de las fibras nerviosas (crecimiento axonal)

De Baja Potencia

La laserterapia de baja potencia es un área de la ciencia relativamente reciente, en la que predominan ciertos efectos terapéuticos observados clínicamente (de forma empírica), como la analgesia en la zona irradiada, una acción antiedematosa y antinflamatoria, o la cicatrización de heridas de difícil evolución o traumatismos en tejidos diversos. Parte de estos fenómenos terapéuticos no tienen un fundamento biológico claramente establecido. No obstante, existen autores que han desarrollado y buscado explicación a las aplicaciones clínicas. Otros han estudiado en profundidad los efectos en las células, y han propuesto el término «biorregulación» o «bioestimulación».

Acción Directa e Indirecta

Los efectos de la radiación láser sobre los tejidos dependen de la absorción de su energía y de la transformación de ésta en determinados procesos biológicos. Tanto la longitud de onda de la radiación como las características ópticas del tejido considerado forman parte de los fenómenos que rigen la absorción, pero el efecto sobre la estructura viva depende principalmente de la cantidad de energía depositada y del tiempo en que ésta ha sido absorbida. Es decir, la potencia del láser desempeña un papel fundamental.

La absorción de la radiación láser se produce en los primeros milímetros de tejido, por lo que determinados efectos observables a mayor profundidad, incluso a nivel sistémico, no estarían justificados por una acción directa de la energía absorbida. Por ello, para describir el efecto biológico de la radiación láser, es habitual seguir un esquema según el cual la energía depositada en los tejidos produce una acción primaria o directa, con efectos locales de tipo: fototérmico, fotoquímico y fotoeléctrico o bioeléctrico. Estos efectos locales provocan otros, los cuales constituyen la acción indirecta (estímulo de la microcirculación y aumento del trofismo), que repercutirá en una acción regional o sistémica.

Efecto Fototérmico

En los láseres de alta potencia, el efecto fototérmico es el responsable directo y principal de la acción de corte del láser quirúrgico, algunas de cuyas implicaciones bioquímicas han sido estudiadas. Los láseres de baja potencia, en cambio, no causan un aumento significativo de temperatura en el tejido irradiado. Estas potencias suelen ser del orden de varias decenas de mW y la mayoría de los autores coinciden en que las condiciones habituales de su uso no hacen suponer que la temperatura desempeñe un papel importante en la acción biológica.

¿Cuál es, entonces, la frontera en términos de potencia del efecto fototérmico? En este sentido, Matsushita, en experiencias con Nd-YAG desfocalizado, señala que la irradiación a 100 mW no produce aumento de temperatura mensurable, mientras que a 300 mW se aprecian incrementos de 3C y a 500 mW, en torno a la decena de grados. Aun sin tener todos los datos para calcular la densidad de energía, puede entenderse que en laserterapia de baja potencia se está por debajo de esos niveles.

Existen teorías interesantes (y controvertidas), que señalan la posibilidad de que tan bajos niveles de energía constituyan una forma de «mensajes» o energía utilizable por la propia célula, para la normalización de las funciones alteradas. Se trataría de un efecto fotoenergético o bioenergético.

Efecto Fotoquímico

La interacción de la radiación láser de baja potencia con los tejidos produce numerosos fenómenos bioquímicos. Localmente, tienen lugar algunos, como la liberación de sustancias autacoides (histamina, serotonina y bradicinina), así como el aumento de producción de ATP intracelular y el estímulo de la síntesis de ADN, síntesis proteica y enzimática.

Efecto Fotoeléctrico

Se produce normalización del potencial de membrana en las células irradiadas por dos mecanismos: actuando, de forma directa, sobre la movilidad iónica y, de forma indirecta, al incrementar el ATP producido por la célula, necesario para hacer funcionar la bomba sodio-potasio.

Estímulo de la Microcirculación

La radiación láser, debido a su efecto fotoquímico, tiene una acción directa sobre el esfínter precapilar. Las sustancias vasoactivas lo paralizan y producen vasodilatación capilar y arteriolar, con dos consecuencias:

- El aumento de nutrientes y oxígeno, que, junto a la eliminación de catabolitos, contribuye a mejorar el trofismo de la zona.

- El incremento de aporte de elementos defensivos, tanto humorales como celulares.

Aumento del Trofismo y la Reparación

El estímulo de la microcirculación, junto a otros fenómenos producidos en las células, favorece que se produzcan los procesos de reparación, lo que contribuye a la regeneración y cicatrización de pérdidas de sustancia. Por otra parte, otros fenómenos celulares, como el aumento de la producción de ATP celular, la síntesis proteica y la modulación de la síntesis enzimática, junto a la activación de la multiplicación celular, favorecen la velocidad y calidad de los fenómenos reparativos.

Metodología de Aplicación

Definiremos como aplicación el acto de irradiar un solo punto o una zona concreta del organismo. Denominaremos sesión al conjunto de aplicaciones que se realizan en un acto de tratamiento. Así, por ejemplo, si irradiamos una zona mediante cuatro depósitos puntuales que la rodeen, habremos efectuado cuatro aplicaciones, pero constituirán en conjunto una sesión. El número total de sesiones que se realizan constituyen un ciclo de tratamiento.

En laserterapia de baja potencia, las modalidades fundamentales de aplicación son la puntual y la zonal.

Aplicación Puntual

Consiste en la aplicación del haz láser sobre diversos puntos anatómicos de la zona. En el caso del He-Ne, puede efectuarse a distancia y directamente desde el equipo, o mediante fibra óptica, en contacto con la zona. En el caso del láser de IR (As-Ga), el tratamiento se realiza con el puntal en contacto con la zona.

Se recomienda respetar una distancia entre puntos de 1 a 3 cm y que el aplicador esté en contacto con la piel y perpendicular a la zona, para aprovechar al máximo el rendimiento del haz.

Mediante este método, también se realiza la irradiación de puntos gatillo o de acupuntura («láserpuntura»).

La aplicación puntual no debe realizarse cuando la zona es muy dolorosa o se requiere una técnica aséptica, como ocurre en las heridas abiertas. En estos casos, es necesario situar el puntal o la fibra a 0.5-1 cm de la superficie.

Cuando se trate de superficies irregulares, como una articulación, debe procurarse que ésta quede abierta para permitir una mayor transmisión de energía a las zonas intrarticulares.

Los puntales y los extremos de las fibras deben limpiarse y desinfectarse, introduciéndolos en desinfectantes no abrasivos el tiempo adecuado; hay que tener la precaución de lavarlos posteriormente con suero fisiológico. Como medida adicional, los puntales pueden protegerse con plástico o con un tubo de pirex ajustable a la boca del puntal.

Aplicación Zonal

En este caso, la zona se abarca de forma más amplia, no por puntos. La terapia zonal puede hacerse con láser de He-Ne, adaptando lentes divergentes para incluir áreas determinadas. También pueden utilizarse láseres de cañón, en cuyo extremo suele haber varios diodos de As-Ga. Estos diodos están dispuestos de forma circular y próximos entre sí, de modo que, a una pequeña distancia, se produce un área circular completa de irradiación. El mejor método para estimar la superficie de irradiación es mediante un visor de infrarrojos o fotografía infrarroja. Estos láseres permiten la emisión de una irradiancia considerable, con tiempos de aplicación más bajos. Por otro lado, presentan la ventaja de no tener que permanecer sosteniendo el puntal sobre la zona durante todo el tratamiento (figuras 1 y 2).

Para estimar la superficie de tratamiento, lo más práctico es hacer una silueta de la zona en papel milimetrado. No deben dibujarse líneas o puntos sobre la piel, ya que pueden absorber parte de la energía luminosa. En caso de que vayan a tratarse zonas con heridas abiertas, puede colocarse una sábana esterilizada o plástico transparente sobre la herida.

Conviene diferenciar la técnica zonal de la de barrido, en la que el láser se aplica de forma oscilante, manual o automática, barriendo una zona rectangular (fig. 20.20). El problema que presenta esta técnica es que resulta difícil calcular la dosis.

Por último, recordemos que la zona que hay que irradiar debe estar completamente desnuda y limpia, con ausencia de sustancias reflectantes (cremas, pomadas, linimentos, etc.).

Consideraciones respecto a la dosis

La respuesta obtenida con diferentes tipos de láser y distintas dosis varía considerablemente de unos estudios a otros. Aunque por el momento no se dispone de una dosificación precisa y específica para cada tipo de proceso, la gama de densidades de energía utilizada oscila entre menos de 1 y 30 J/cm2 ; entre 1 y 12 J/cm2 es la gama que más se cita en los estudios al respecto.

En las afecciones de partes blandas, que interesan especialmente en traumatología y medicina deportiva, los estudios actuales vienen preconizando en procesos agudos (dentro de las 72-96 horas de producido el daño) densidades de energía bajas, del orden de 4-6 J/cm2 por sesión, en 1-2 sesiones diarias. En afecciones crónicas o conforme el proceso agudo va resolviéndose, la recomendación es elevar las densidades energéticas; incluso puede llegarse a 30 J/cm2 y puede reducirse el número de sesiones a una sesión diaria o sesiones a días alternos.

En general, los tratamientos de principios de los ochenta solían indicarse con dosis por sesión inferiores a la decena de J/cm2. Actualmente, lo habitual es que la superen. Ello puede estar en relación con la obtención de láseres de He-Ne con más potencia media, láseres de diodos que soportan potencias de pico y frecuencias elevadas, incluso el trabajo en modo continuo, y -sobre todo- el empleo de láseres de alta potencia desfocalizados (aunque siguen siendo equipos costosos).

Algunos aspectos poco estudiados, en los que merecería la pena profundizar, pues no hay datos concluyentes, son: la longitud de onda más eficaz para cada proceso, la eficacia terapéutica de tratamientos a impulsos o continuos y la importancia de la frecuencia de los pulsos.

Otro factor que debe considerarse a fin de mejorar la eficacia terapéutica es el tipo de piel del paciente, sus características fisiológicas y su grosor. Esta importante variable, no estudiada en la clínica, debe ser objeto de atención, para optimizar las dosis y disponer de factores correctivos en función de la piel del paciente.

Definición del problema científico

Teniendo en cuenta la prevalencia de esta enfermedad, que existen retrasos en el diagnóstico y mal manejo del paciente y que la sinusitis interfiere en las actividades de la vida diaria nos sentimos motivados a realizar esta investigación

Nuestro problema científico es: No se conoce un tratamiento real y efectivo para la sinusitis. Por ende, todo lo antes expuesto y el desconocimiento sobre la situación en que se encuentra la sinusitis en nuestra área de salud nos llegó a plantear la siguiente interrogante ¿Será efectivo el tratamiento con acupuntura en la sinusitis? Que nos permite formular la hipótesis de que la acupuntura es útil en el tratamiento rehabilitador de esta enfermedad respiratoria.

Planteamiento de la Hipótesis:

El tratamiento de la laserpuntura pudiera mejorar los síntomas de los pacientes con sinusitis aguda y acortar el periodo de estado de la enfermedad.

El interés de nuestro trabajo consiste en una alternativa al mejoramiento de la calidad de vida, nos brinda un método de tratamiento que nos lleva a la disminución de las complicaciones y evita la evolución hacia la cronicidad por lo que es un modelo, sencillo eficaz y rápido, con lo que cuenta el arsenal, terapéutico ante esta enfermedad.

Motivada por lo expuesto anteriormente decidimos realizar nuestra investigación teniendo presente que es una enfermedad que afecta en cualquier edad y se desarrolla como una complicación en un 5% de todos los casos de afecciones respiratorias con el fin de dar solución a los pacientes con sinusopatias y que tengan una resolución más rápida y con el ánimo de minimizar los gastos en su recuperación total es nuestro estudio.

Objetivos

Objetivo General:

- Determinar el efecto de la laserpuntura en el grupo de pacientes con sinusitis aguda.

Objetivos Específicos:

- Identificar la población por grupos de edad, sexo y ocupación.

- Caracterizar a los pacientes según , factores predisponentes y manifestaciones clínicas.

- Comparar la evolución de los pacientes en ambos grupos según escala subjetiva del dolor y la evolución.

Diagnóstico tradicional

El diagnostico tradicional se basa en determinar los síntomas clínicos de las enfermedades según los criterios de de la medicina tradicional asiática, al tener en cuenta el concepto tradicional de síntomas clínicos, los modos para clasificarlos y los métodos diagnósticos para detectarlos.

Para realizar un buen diagnóstico tradicional lo primero es confeccionar una buena historia clínica para eso se siguen varios pasos: interrogatorio, observaccion, olfacción, auscultación, palpación. Ver anexo 1.

El interrogatorio es uno de los pilares para el diagnóstico ya que permite ordenar cronológicamente los síntomas y signos del paciente, así como conocer aspectos de su personalidad, estilo de vida, hábitos nutricionales, etc. Que expliquen "cómo" ha enfermado el paciente e indagar sobre los antecedentes recientes y remotos de la salud del individuo.

En la observación se deben valorar las reacciones del paciente durante el interrogatorio, su estado de psiquismo, la presencia de alteraciones. Esto permite determinar el estado físico y de conciencia del individuo en general y el aspecto externo de cada región, la posición y los movimientos del cuerpo, las características del sistema tegumentario, del aparato locomotor y de la lengua. También se observa el aspecto de los fluidos y las secreciones (fisiológicas y patológicas).

La olfacción se utiliza para oler las distintas secreciones del organismo (saliva, vómito, orina, heces fecales, etc.).

La auscultación se emplea para escuchar los sonidos emitidos por el individuo (voz, ruidos cardíacos, respiratorios e intestinales).

La palpación tiene gran importancia para apreciar cualquier alteración del cuerpo y localizar los puntos acupunturales, pues estos son muy sensibles y resultan dolorosos a la digitopresión cuando los meridianos y órganos correspondientes están afectados. Incluye también la exploración de los pulsos que se pueden utilizar para diagnosticar las enfermedades y se pueden palpar en distintos lugares (radial, carotídeo, femoral, etc.).

El pulso radial es el más usado y en su exploración se procede a colocar al individuo en posición de decúbito supino o sentado cómodamente, se mantiene en reposo durante un tiempo (10 min) antes de realizarle la maniobra, es conveniente explorar ambos pulsos (derecho e izquierdo) con la mano del explorador del mismo lado y emplear 3 dedos (II, III y IV), de manera que el dedo medio se apoye sobre el proceso estiloideo del radio, para que queden el índice en la parte distal y el anular en la proximal.

En general, los 3 pulsos radiales que se toma con los 3 dedos apoyados en esta región, comprenden un conjunto de 27 variedades de pulsos y cada uno de ellos tiene un valor determinado. Resulta muy difícil aplicar este método en el diagnóstico de las enfermedades, por requerir de una gran experiencia para determinarlos. Los pulsos más destacados son el superficial y el profundo, el rápido y el lento, el fuerte y el débil.

Los pulsos superficiales se detectan mediante una presión ligera con los dedos (plano superficial), indican síntomas externos, son de tipo Yang y se corresponden con los órganos huecos (Fu). Los pulsos profundos se aprecian al ejercer una presión intensa con los dedos (plano profundo), indican síntomas internos, de tipo Yin y se corresponden con los meridianos de los órganos sólidos (Tsang). Los pulsos rápidos indican síntomas por calor (Yang).

Como localizar los puntos de acupuntura en pacientes con sinusitis

Los puntos de Acupuntura y Moxibustión (ZHEN JIU XUE) para la Medicina Tradicional Asiática,son sitios de la superficie corporal por donde entra, sale y se concentra Qi y Xue en los Canales ycolaterales (JING LUO), procedente de los ZANG FU, son conocidos también como QIXUE, XUEWEI y SHUXUE; son utilizados con fines diagnóstico y terapéutico fundamentalmente, aunque también se emplean como puntos de referencia anatómica. Estos puntos poseen menor resistencia al paso de la corriente eléctrica y por tanto tienen mayor conductividad de la misma. Poseen un diámetro aproximado que oscila entre 2 y 3 mm aunque existen algunos puntos que tienen un área de influencia mayor; en las zonas donde se encuentran los puntos siempre existe una depresión o una elevación del relieve de la superficie corporal, y cuando se tiene cierta experiencia se puede percibir por palpación la piel rugosa en el sitio donde se localizan. Es importante señalar que en la práctica clínica se tiene el habito de utilizar para la localización de los puntos de acupuntura las medidas aproximadas que se realizan con los dedos de las manos, donde el ancho del pulgar equivale a un cun, dos travéses de dedo utilizando el segundo y tercer dedos de la mano equivale a 1.5 cun, tres travéses de dedo medidos con el segundo, tercero y cuarto dedos de la mano equivale a 2 cun y por último mo cuatro traveses de dedo son equivalentes a 3 cun.

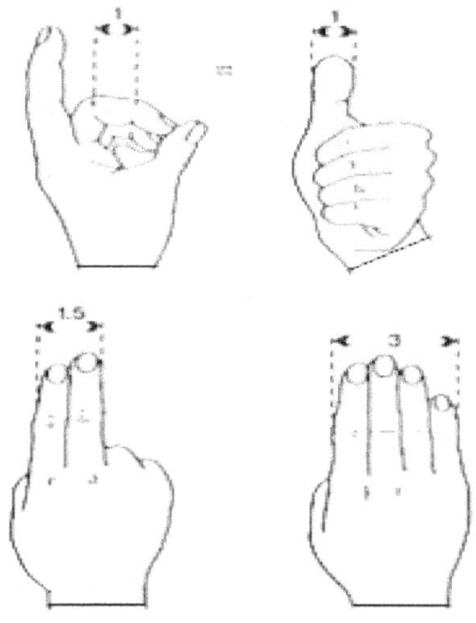

Figura 3. Unidades de medidas tomadas con
los dedos de la mano

Puntos acupunturales de interés práctico en la sinusitis

IG-4 (HEGU)

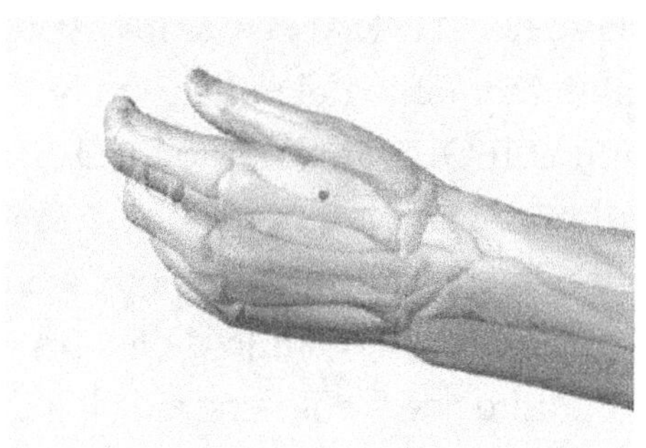

Este punto es uno de los más utilizados en Acupuntura, tanto por expertos, como por principiantes; estos últimos con cierta frecuencia cometen errores en su lo-calización. Este punto se halla en el dorso de la mano, en el punto medio localizado entre los dos extremos del segundo metacarpiano, sobre su borde anterior.

Nota: El Punto HEGU es el punto YUAN-FUENTE del Canal del Intestino Grueso.

P-7 (LIEQUE)

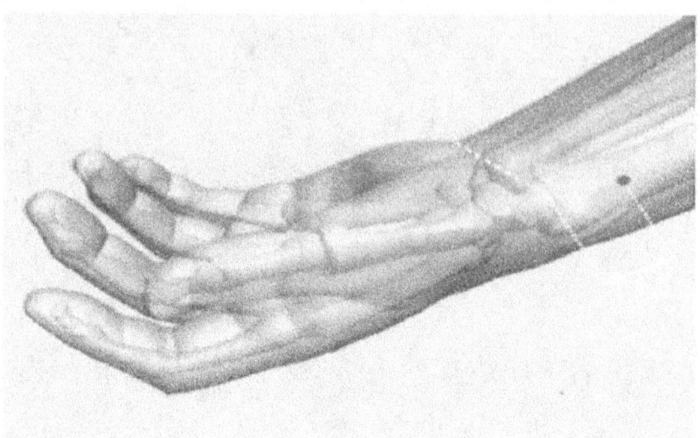

Se ubica en la cara lateral del antebrazo, 1.5 cun por encima del punto TAIYUAN entre los tendones de los músculos abductor largo del pulgar y el braquioradial. Nota: El Punto LIEQUE es el punto LUO-ENLACE del canal de Pulmón. También conocido   como el punto PASAJE, a través de él se conectan los Canales de Pulmón e Intestino Grueso. Es uno de los BA MAI JIAO HUI XUE (8 Puntos de Confluencia de los Canales Extraordinarios) en el se cruzan los Canales de Pulmón con REN MAI.

IG-20 (YINGXIANG)

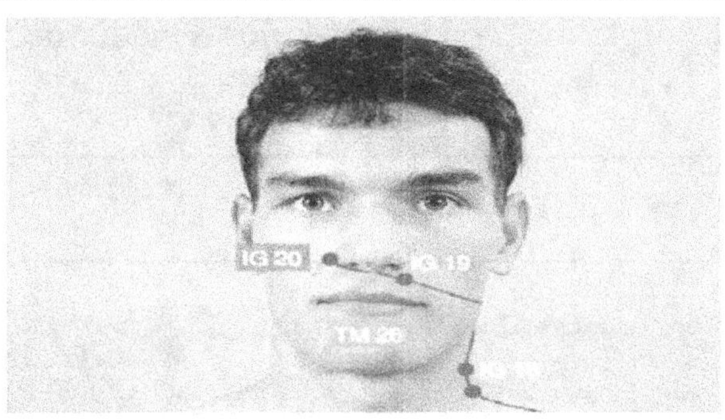

Se encuentra en la región nasal, sobre el músculo elevador del labio superior en el surco nasolabial, a 0.5 cun lateral al punto medio de aleta nasal.

Nota: El punto YINGXIANG es un punto JIAO HUI XUE (Reunión) donde se cruzan los Canales de Intestino Grueso y Estómago.

E-3 (JULIAO)

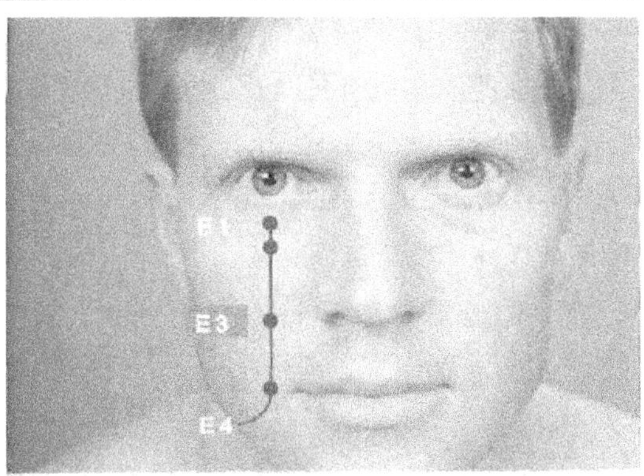

Se localiza sobre la región bucal, en la intersección de dos líneas, una vertical que cruza la pupila y otra horizontal que cruza por el borde inferior del orificio nasal, se relaciona con los músculos elevador del labio superior y el músculo zigomático menor.

E-40 (FENGLONG)

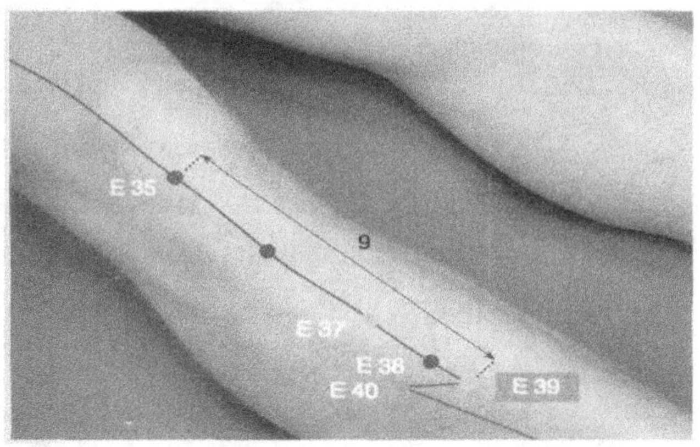

Se localiza sobre la región crural anterior, a 8 cun por debajo del punto DUBI (E-35), sobre el borde lateral del músculo tibial anterior.

Nota: El Punto FENGLONG es el punto LUO-ENLACE del canal de Estómago. También conocido como el punto PASAJE, a través de él se conectan los Canales de Estomago con Bazo.

ID-18 (QUANLIAO)

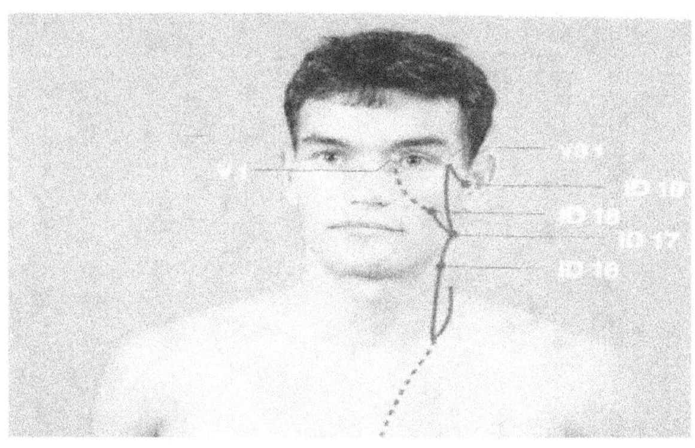

Se ubica en la región facial, sobre el músculo zigomático, en una depresión que existe en la intersección de dos líneas, una vertical que tiene como referencia el borde lateral de la orbita ocular y otra horizontal definida por el borde inferior del arco cigomático.

Nota: QUANLIAO es el punto HUI (reunión) de los ZU YANG JING JIN (Canales Superficiales o tendinomusculares YANG del Pie).

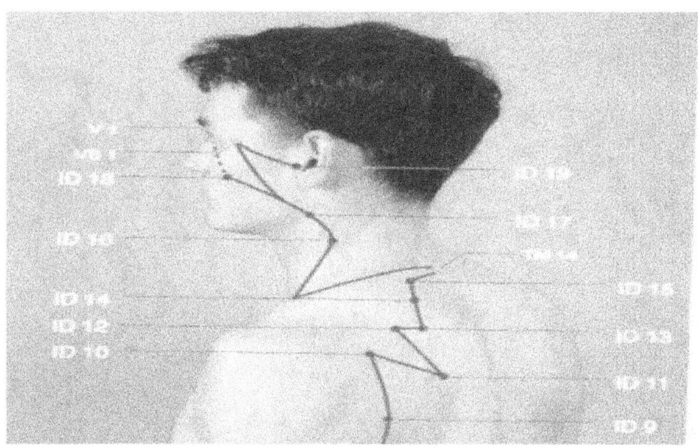

V-2 (ZANZHU o CUAN ZHU)

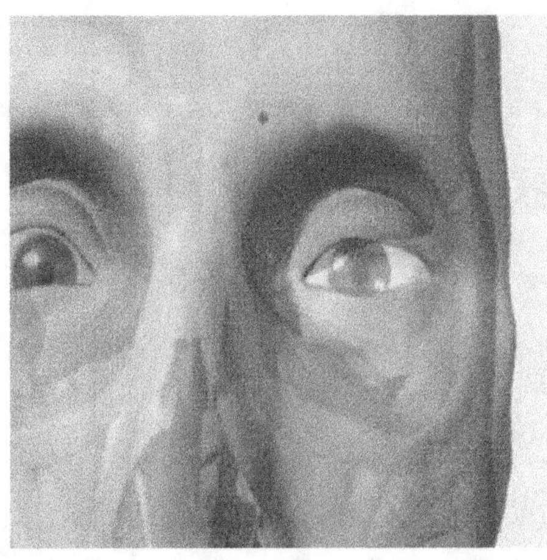

El punto se halla en la región supraorbitaria, en una depresión que forma la escotadura supraorbitaria localizada en el extremo medial de la ceja.

V-7 (TONGTIAN)

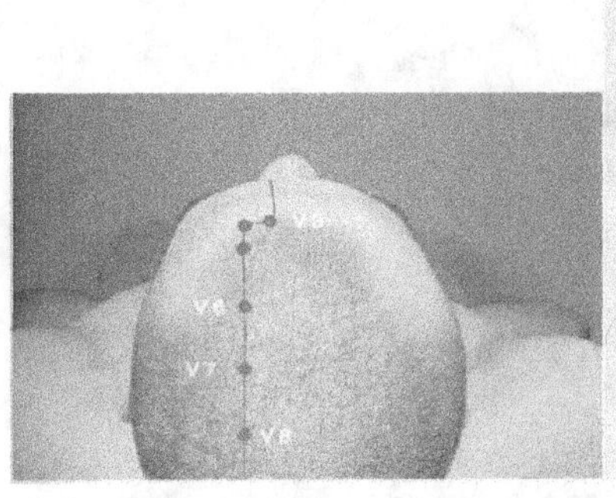

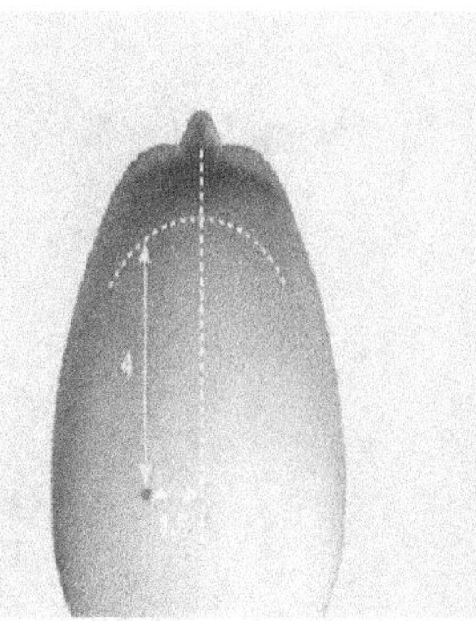

Se encuentra en la región parietal a 5 cun por detrás de la línea anterior de implantación del cabello y a 1,5 cun lateral a la línea media donde se encuentra el canal DUMAI

VB-39 (XUANZHONG o JUEGU)

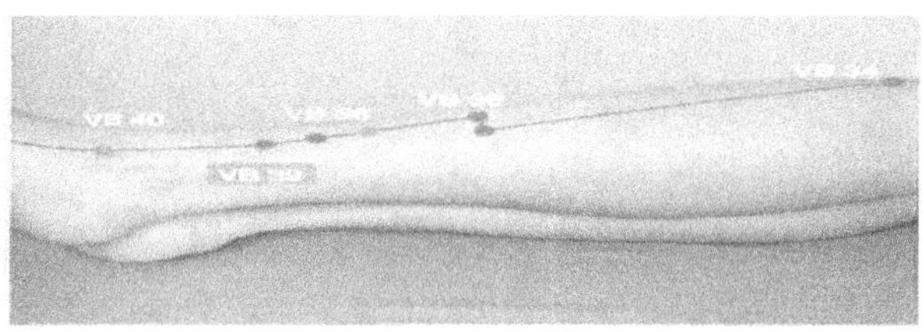

Se encuentra en la cara lateral de la región crural posterior, 3 cun por encima de la prominencia del maleólo lateral, en el borde posterior de la fíbula.

Nota: El punto XUANZHONG es uno de los puntos BA HUI XUE (8 Puntos de Reunión), en este caso es el de Médulas. Este Punto es el punto GUAN o LUO DE GRUPO en el cual se reúnen los tres canales YANG de pierna Vesícula Biliar, Estomago y Vejiga.

VB-34 (YANGLINGQUAN)

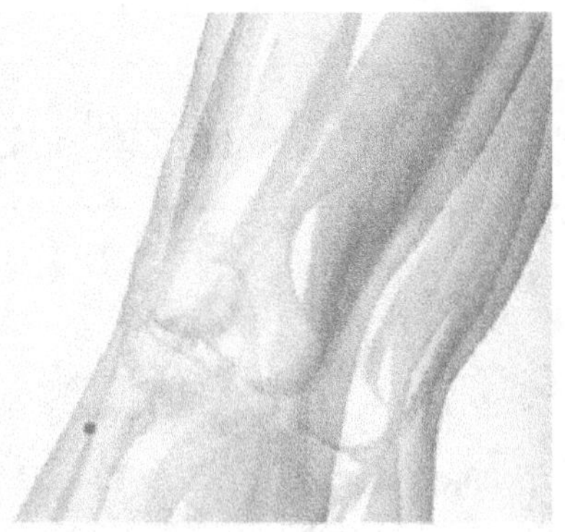

Se localiza en la cara lateral de la pierna, en una depresión que se encuentra antero inferior a la cabeza de la fíbula.

Nota: El Punto YANGLINGQUAN es el punto HE-MAR y el punto que representa al Movimiento TIE-RRA del canal de Vesícula Biliar. Es también uno de los punto BA HUI XUE (8 Puntos de Reunión); Reúne a los músculos.

VB14 IANG PAE

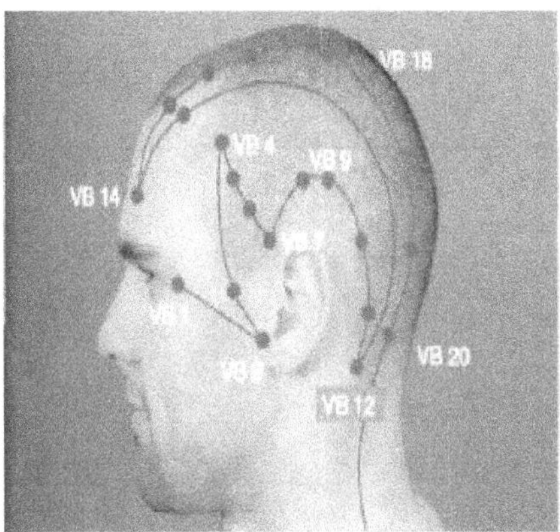

Localizado directamente por encima de la pupila a 1 tsun por encima de la ceja

H2 SINGTSIENN

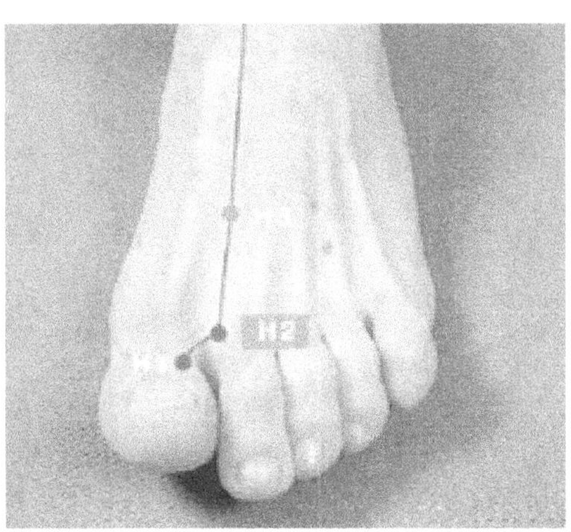

Se localiza entre la primera y segunda articulación metatarso falángica. En el borde de la piel interdigital, entre el primer y segundo dedo del pie

---

DU-23 (SHANGXING)

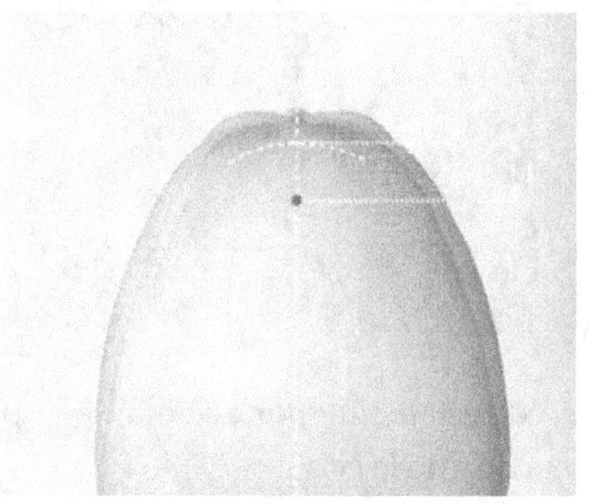

Se halla en la región frontal, sobre la línea media corporal a 1 cun posteriorde la línea anterior de implantación del cabello.

Puntos fuera de Canales (JING WAI QIXUE)

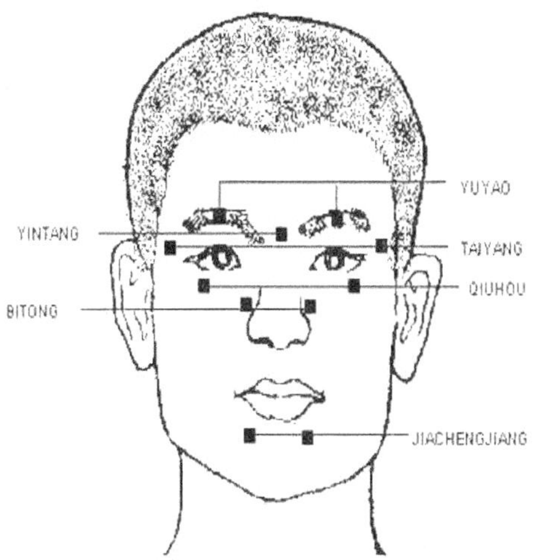

1. YINTANG: Se encuentra localizado en la región frontal, justo sobre la glabela en el punto medio ubicado entre los dos extremos mediales de las cejas.

2. TAIYANG: Se localiza sobre la región temporal, en la depresión que forma la concavidad del ala mayor del hueso esfenoidal, a 1 cun posterior al punto medio que se encuentra entre la extremidad lateral de la ceja y el ángulo lateral del ojo.

3. YUYAO: Se encuentra sobre la región frontal, sobre el arco superciliar, en el centro de la ceja,- sobre la línea vertical que cruza la pupila cuando se está mirando al frente.

4. SICHENCONG: Se encuentra localizado sobre la región parietal, este punto no es único, es decir se encuentra conformado por cuatro puntos que se ubican a 1 cun anterior, posterior y a ambos lados del punto BAIHUI (DU-20).

5. QIUHOU: Se localiza en el hueso zigomático, sobre el borde inferior de la órbita ocular, la cual se divide en cuatro partes, el punto se haya en el límite del cuarto lateral con los tres cuartos mediales.

6. BITONG: Se encuentra en la región nasal, en el extremo superior del surco nasolabial.

7. JIACHENGJIANG: Se ubica en la región mentoniana, a 1 cun lateral del punto CHENG-JIANG(REN-24).

8. BAILAO: Se encuentra en la región posterior del cuello, 2 cun por encima del punto DAZHUI (DU-14) y 1 cun lateral a la línea media posterior.

9. YIMING: Se encuentra sobre el proceso mastoideo, en el punto medio que está entre los puntos YIFENG (SJ-17) y FENGCHI (VB-20).

10. YI-ANMIAN o ANIMAN 1: Este punto se localiza en la región mastoidea, en el pu

11. ER-ANMIAN o ANIMAN 2: Este punto se localiza en la región mastoidea en el punto medio

que está entre los puntos YIMING y FENGCHI (VB-20).

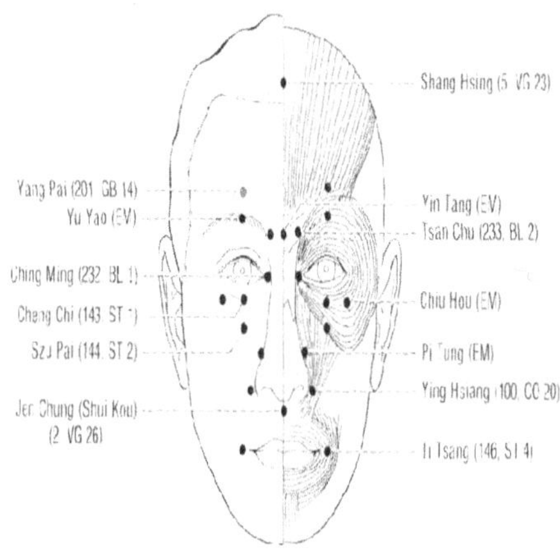

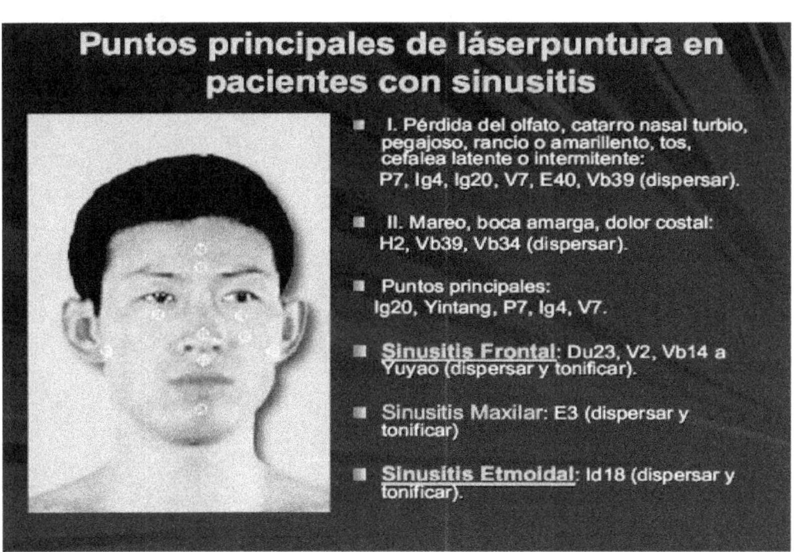

Figura 4. Puntos acupunturales estimulados con láser.

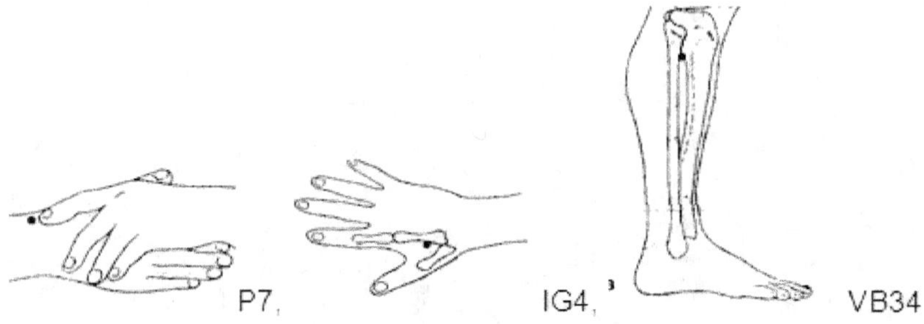

Figura 5. Puntos acupunturales a distancia estimulados con laser

II. MÉTODOS

Se realizó un estudio de tipo experimental, prospectivo y longitudinal, aplicado durante los meses de junio a diciembre de 2011. El universo estuvo compuesto por todos los pacientes adultos de ambos sexos atendidos por sinusitis agudas, que asistieron a la consulta de Otorrinolaringología del Hospital «Salvador Allende» con manifestaciones de IRA.

La muestra quedó formada por 78 pacientes con diagnóstico de sinusitis aguda atendidos consecutivamente, la selección fue aleatoria, 39 recibieron tratamiento convencional y 39 recibieron tratamiento convencional y laserterapia. Los mismos aceptaron participar en el estudio previo consentimiento informado.

Criterios de inclusión

- Pacientes entre 20 y 64 años de edad, de ambos sexos, con diagnóstico clínico y radiológico de sinusitis aguda.

Criterios de exclusión

- Pacientes con diagnóstico de sinusitis crónica.

- Afecciones psiquiátricas descompensadas.

- Pacientes oncológicos.

- Embarazadas.

Se realizó diagnóstico de sinusitis aguda mediante el examen físico, estudios radiológicos de senos perinasales y se aplicó la escala analógica visual al inicio, decimoquinto día (final del tratamiento).

Se evaluó la respuesta al tratamiento en:

Ligero: cuadro clínico con signos y síntomas de sinusitis ligeros, escala visual análoga (E.V.A) de 0-3, y en la radiografía de senos perinasales (Rx) se observó engrosamiento de la mucosa.

Moderado: cuadro clínico con signos y síntomas de sinusitis acentuados EVA de 4-6, y a los Rx opacidad completa.

Grave: Cuadro clínico con signos y síntomas de sinusitis persistentes, EVA de 7-10 y a los Rx niveles hidroáereos.

La información se recogió en una planilla de recolección de datos confeccionada por la propia autora.

Las variables estudiadas fueron: edad, sexo, magnitud del dolor y evolución de la enfermedad.

El análisis bioestadístico se procesó de manera automática a través del programa SPSS V 11. 5. Para determinar si existieron diferencias significativas al efectuar la comparación de los pacientes antes y después del tratamiento, se utilizó la prueba de χ^2. Se prefijó un nivel de significación á=0.05

III. RESULTADOS Y DISCUSIÓN

Se encontró que después de los 40 años aumenta la cantidad de pacientes con sinusitis, lo que coincide con la literatura revisada y los estudios recientes, que afirman que la sinusitis alcanza su mayor incidencia después de la tercera década de la vida (5-8). El gráfico 1 muestra la distribución por grupos de edades, donde la mayor cantidad de pacientes afectados estuvo entre los 50 y 59 años para ambos grupos; de ellos 17 casos del grupo control (43,58 %) y 22 casos del grupo experimental (56,41 %).

Gráfico 1. Distribución por edades.

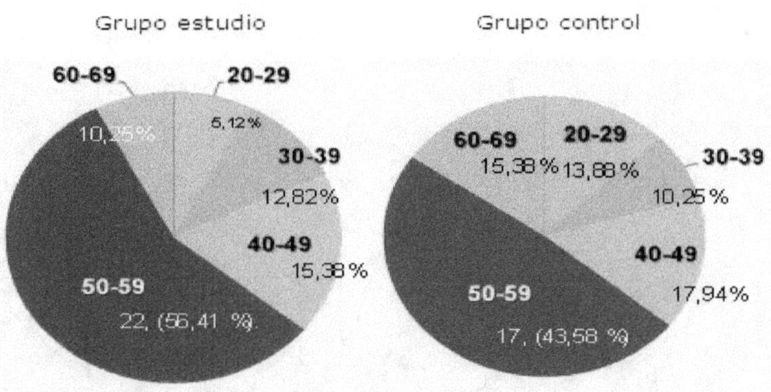

Fuente: historias clínicas y encuestas

La literatura indica que los procesos rinosinusales aumentan con el paso de los años; algunos considera que a partir de la tercera década, y otros a partir de la quinta y sexta década de la vida, en coincidencia con los resultados obtenidos. La mayoría de los autores consultados en la bibliografía consideran que esta enfermedad es más frecuente en estos grupos etarios, que en su mayoría coinciden con la etapa de mayor exposición para la adquisición de enfermedades del tracto respiratorio alto debido al trabajo activo que desarrollan en esta etapa de la vida, relacionada con la aparición de factores de riesgo y enfermedades que facilitan la aparición de la afección sinusal. 2-8

Tabla 1: Composición según factores predisponentes.

COMPOSICIÓN SEGÚN FACTORES PREDISPONENTES

Factores de Riesgo	G.Control No	G.Control %	G. Estudio No	G. Estudio %	Valor P
Irritantes	7	17,9	18	46,2	p=0,08*
Rinitis alérgica	20	51,3	16	41,0	p=0,364
Cambios de presión y/o temperatura.	15	38.5	14	35,9	p=0,815
Pólipos nasales	6	15,4	2	5,1	p=0,135
Infección dentaria	3	7,7	6	15,4	p=0,288
Desviación del tabique	18	46,2	15	38,5	p=0,492
Otros	21	53,8	23	59,0	p=0,648

MAS INCIDENCIA EN IRRITANTES Y RINITIS ALÉRGICA

Fuente: Base de datos obtenida de Historias clínicas y encuestas

Se realizó un análisis del comportamiento según sexo
(Gráfico 2)

Gráfico 2. Distribución según sexo.

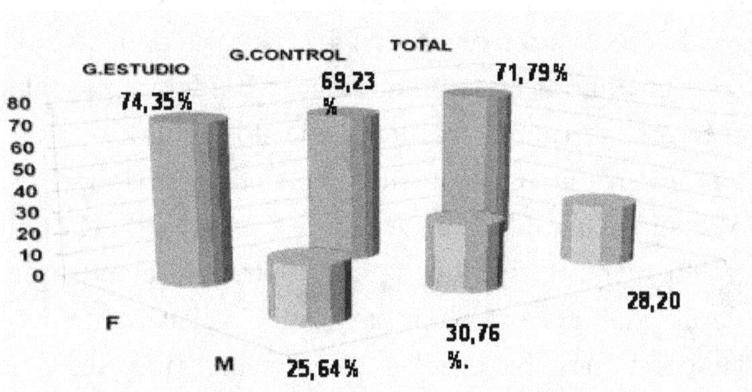

Mayor incidencia en el sexo femenino

Fuente: historias clínicas y encuestas

En el grupo control 27 fueron del sexo femenino (69,23
%) y 12 del sexo masculino (30,76 %). En el grupo experimental: 29 mujeres (74,35 %) y 10 hombres (25,64
%).

En ambos grupos de estudio el sexo predominante fue
el femenino, resultado que se relaciona con artículos
publicados por otros autores que plantean que el sexo
femenino presenta mayor incidencia de enfermedades
alérgicas que predisponen a la sinusitis. 5-8

El doble trabajo que enfrenta la mujer en las diferentes
sociedades, así como el desarrollo de labores, en condiciones inadecuadas, para poder mantener a sus hijos
sin otra opción de supervivencia, hacen que la mujer

sea más vulnerable a resfriados y procesos respiratorios de cualquier localización.

En el grupo control se observan como síntomas predominantes: la cefalea rinorrea, y las molestias dentales, características fundamentales del cuadro clínico para el diagnóstico de sinusitis.

Gráfico 3. Composición según sintomatología

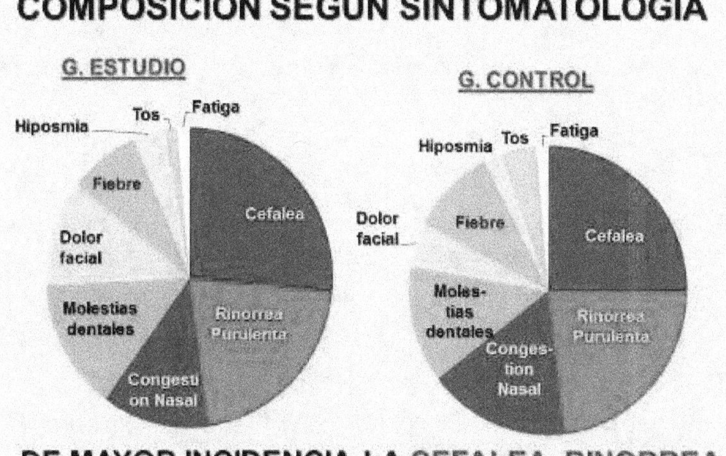

La mayoría de los autores concuerdan que la sintomatología característica de la sinusitis es la cefalea, y la localización depende del seno, o los senos afectados, y la secreción nasal con las características propias de la etiología que la provocan (mucosa, serosa, purulenta). 2-8

Se analizó la evolución de los pacientes tratados con laserpuntura a partir de la consulta inicial, y a las 15 sesiones. Se observó que en la primera consulta el 69 % se encontraban en la categoría de grave, el 25 % se hallaba en la categoría de moderado, y a las 15 sesiones el 84 % en la categoría de ligero (satisfactoria) demostrándose la evolución favorable de estos.

Tabla 2. Evaluación de pacientes

Tabla. Evaluación inicial y final de pacientes según grupo de estudio.

Grupo	Evaluación Inicial			Evaluación final	
Grupo estudio (laserpuntura y tto convencional)		Nro	%	Nro	%
	Ligero	2	5,12	33	84.61
	Moderado	10	25,64	6	15,38
	Grave	27	69,23	0	0
Grupo control (tto convencional)	Ligero	1	2,5	4	10,25
	Moderado	15	38,46	20	51,28
	Grave	23	58,97	15	38,46

El grupo control se comportó de manera similar al grupo de estudio desde el inicio lo cual evitó sesgos en la investigación. El rango de edades más afectado fue de 50 a 59 años, y el sexo femenino fue el más representativo en todos los grupos de edades. La prueba de c2 para muestras independientes fue estadísticamente significativa.

Gráfico 4. Evaluación clínica al inicio del tratamiento

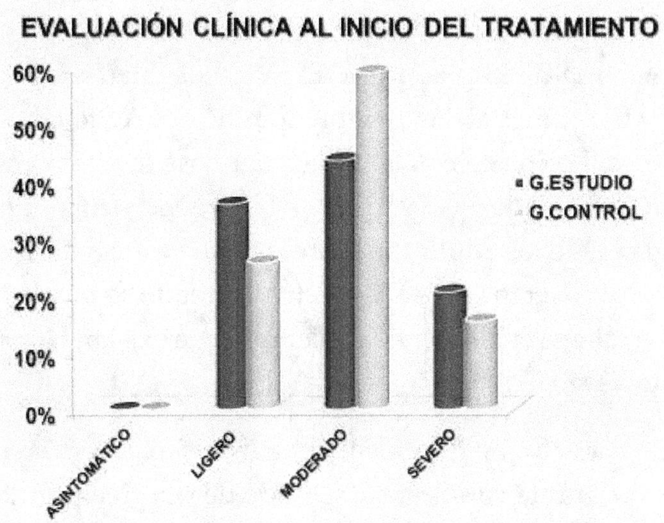

Gráfico 5. Evaluación clínica al final del tratamiento

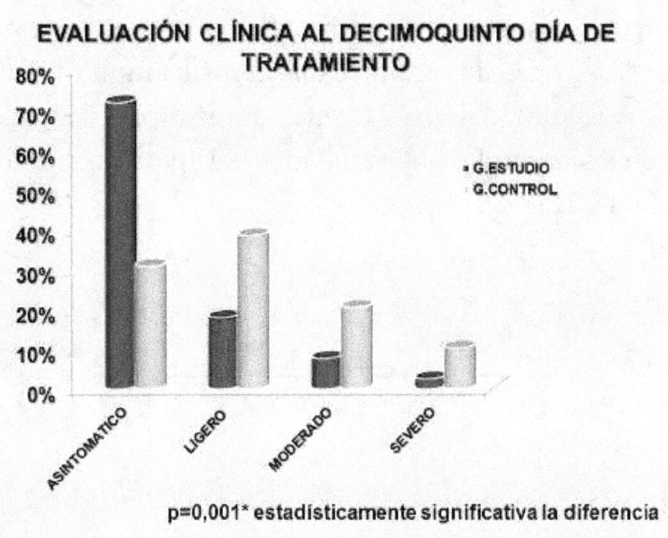

La laserpuntura es útil en el tratamiento de la sinusitis aguda. Se necesitan 15 sesiones de tratamiento como límite inferior para lograr evolución satisfactoria en la mayoría de los pacientes. El rango de edades de 50 a 59 fue el más afectado y predominó el sexo femenino, lo cual coincide con la literatura revisada que plantea que las edades oscilan entre 41y 60 años, ocupando el grupo de los adultos mayores la mayor incidencia debido a la etapa de trabajo activo, aunque se puede desarrollar a cualquier edad siempre que existan factores de riesgo. 5-8

Se plantea que la sinusitis puede desaparecer o recurrir durante varios años, seguido de rinorrea purulenta y congestión nasal ipsilateral o contralateral. 5-8 La manifestación clínica más frecuente es la cefalea. La evolución favorable de los pacientes expresa las propiedades analgésicas y antiinflamatorias del método descrito en la literatura, lo que abre un amplio abanico de posibilidades en el arsenal terapéutico relacionado con las múltiples enfermedades del aparato respiratorio. 13-21

IV. CONCLUSIONES

El tratamiento con laserpuntura es útil en el tratamiento de la sinusitis aguda con diferencias estadísticamente significativas en comparación con el tratamiento convencional, ya que disminuye el tiempo de tratamiento y las secuelas.

V. BIBLIOGRAFÍA

1. Cuba. Ministerio de Salud Pública. Anuario Estadístico 2011. La Habana: Dirección Nacional de Registros Médicos y Estadísticos, 2012

2. Fokkens W, Lund V, Mullol J. European position paper on rhinosinusitis and nasal polyps. [En línea] 2007[citado el 10 de agosto del 2011]. Disponible en: URL: www.ncbi.nlm.nih.gov/pubmed

3. Agency for Health Care Policy and Research. Diagnosis and treatment of acute bacterial rhinosinusitis. Boston, New England. [En línea] 1999-2012 [citado 26 Nov 2012]. Disponible en: URL: http://hstat.nlm.nih.gov/hq/Hquest/screen/DirectAccess/db/13

4. Agency for Health Care Policy and Research. Diagnosis and Treatment of Uncomplicated Acute Sinusitis in Children. [En línea] 2000 [citado 26 Nov 2012].Disponible en: URL: http://

hstat.nlm.nih.gov/hq/Hquest/screen/DirectAccess/db/3140

5. Fernández ME, Rodríguez BG, Delgado FM. Sinusitis Aguda Manejo en urgencia y asistencia primaria .Colonia, Hospital Universitario Virgen de la Victoria de Málaga España;2005

6. American College of Physicians-American Society of Internal Medicine-Medical Specialty Society. Principles of appropriate antibiotic use for acute sinusitis in adults. Ann Intern Med 2001;134(6) [En línea] 2001 [citado 26 Nov 2012].Disponible en: jamanetwork.com/article.aspx?articleid=1182844

7. Cassa KS.Treatment failure in acute sinusitis. [En línea] 2008 [citado 26 Nov 2012].Disponible en: URL: http://cks.library.nhs.uk/sinusitis/management/quick_answers /scenario_treatment_failure

8. Herrera ME. Teorías asiáticas tradicionales. [CD ROM]. 2004

9. MINSAP. Programa Nacional para el Desarrollo y Generalización de la Medicina Tradicional y Natural. La Habana: 1999. Pp. 98.

10. Dovales Borjas C. Elementos básicos de Medicina Bioenergética. Editorial Ciencias Médicas; 2002. Pp.8, p.10-15, p.24.

11. Rigol O. Manual de acupuntura y digitopuntura para el médico de familia. Editorial Ciencias Médicas; 1992. Pp. 14-15.

12. Gabioud D. Acupuntura y salud. [En línea] 2009 [citado 26 Nov 2012]. Disponible en: URL: http://www.acupuntura.com.ar/articulos.htm

13. Martínez Rassi WC. Curso de Láser Médico. Centro de desarrollo de equipos e instrumentos científicos. La Habana: Editorial Ciencias Médicas; 1994. p. 611 4.

14. Hernández Díaz A, Orellana Molina A, González Méndez B. La terapia láser de baja potencia en la medicina cubana. Rev. Cubana MGI [En línea] 2008 [citado 26 Nov 2012].Disponible en: URL: http://www.revistaciencias.com.

15. Alierger R P. Efectos biológicos del láser. Rev Bol CDL 1997; 11 (19): 21 3.

16. Borges AB. Efectos biológico de la radiación láser de baja potencia al nivel celular. Rev. Cubana Estomat 1994; 21(4): 47-51.

17. Echevarría Calderón JP. Reflex- Láser. Un método novedoso en la utilización del láser de baja potencia. La Habana, Cuba: CIMEX; 1995. p. 84.

18. García D.J, Martínez T.J, Rodríguez A.E, Noa M. Fisioterapia en la Sinusitis Experiencia clínica. La Habana, Cuba: CIMEX; 2005.

19. Hernández Díaz A. Buenas Prácticas. Recomendaciones prácticas al trabajar con un láser de baja potencia. [En línea] 2007 [citado 26 Nov 2012].Disponible en: URL: http://www.sld.cu/galerias/pdf/sitios/rehabilitacion-fis/practicas_laser.pdf

20. Valiente Zaldívar C, Garrigó Andréu MI. Laserterapia y laserpuntura para estomatología. La Habana: Editorial Ciencias Médicas; 2007.p.11-21.

21. Graciela M. Curso de Láser terapéutico. [En línea] 2007 [citado 26 Nov 2012].Disponible en: URL: http://steringraciela.conciencianimal.org/steringraciela/curiculum-vitae.htm -59k

VI. ANEXOS

Anexo 1
Modelo de historia clínica de medicina tradicional

I. Motivo de consulta.

II. Historia de la Enfermedad.

III. Antecedentes patológicos personales.

IV. Antecedentes patológicos familiares.

V. Hábitos tóxicos.

VI. Tipo y características de la profesión u oficio.

VII. Hábitos alimentarios.

VIII. Datos positivos del examen físico de la medicina moderna.

IX. Inspección.

    1. Observaciones de la expresión.

2. Observaciones de color.

3. Observaciones de apariencia.

4. Observación de la lengua

X. Auscultación y olfacion

1. Auscultación del habla

2. Respiracion

3. La tos

4. Olfaccion

XI. Interrogatorio.

1. Sobre el frío y el calor

2. Sobre al transpiración

3. Sobre el alimento y las bebidas, el apetito y el gusto, sed y deseo de tomar líquido

4. Sobre la orina y las heces fecales

5. Sobre el dolor

6. Sobre el sueño

7. Menstruación

8. Estado mental del paciente

XII. Palpación

1. Pulsos

2. Exploración de canales y sus puntos Shu y Mo

XIII. Discusión diagnostica tradicional

XIV. Exámenes complementarios

XV. Evolución y tratamiento

XVI. Hoja de alta de paciente

Anexo 2
Escala visual analógica

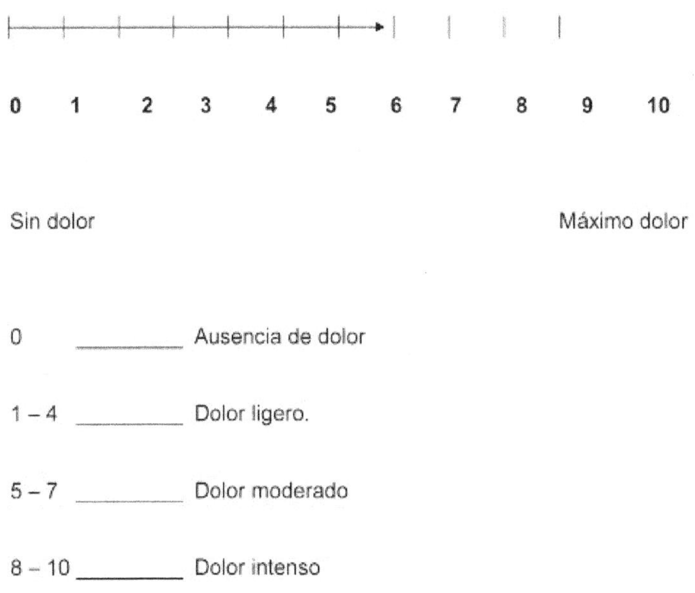

0 _____________ Ausencia de dolor

1 – 4 _____________ Dolor ligero.

5 – 7 _____________ Dolor moderado

8 – 10 _____________ Dolor intenso

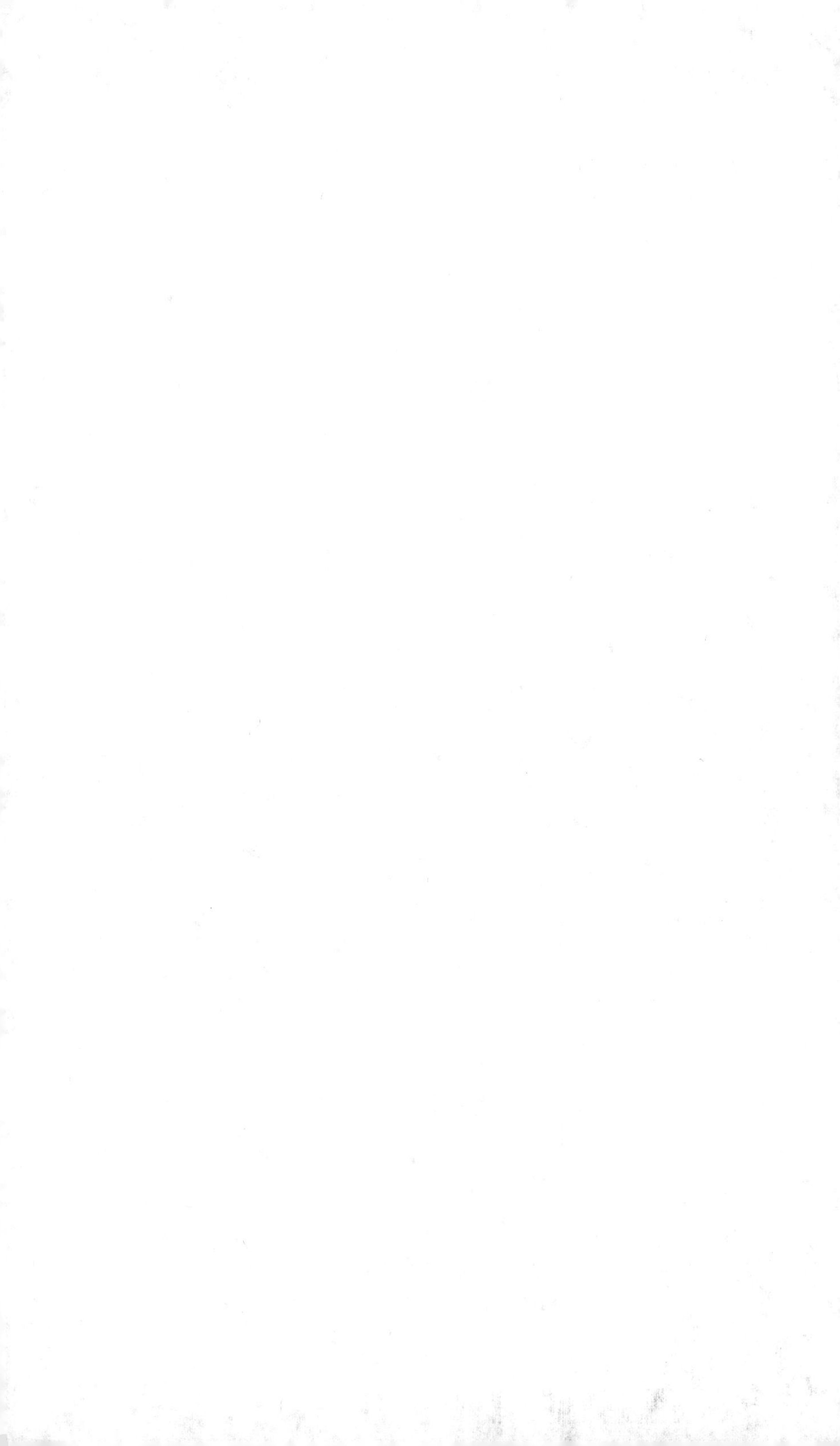

www.ingramcontent.com/pod-product-compliance
Lightning Source LLC
Chambersburg PA
CBHW070038260726

48658CB00002B/663